RÉFUTATION

DE

QUELQUES PRÉJUGÉS

QUI SE SONT RÉPANDUS

CONTRE LA VACCINE,

ET

MOYENS

DE PRATIQUER LA VACCINATION

AVEC SUCCÈS;

Par Dominique Latour,

Docteur en Chirurgie de la Faculté de Médecine de Montpellier, Vaccinateur de l'un des quatre arrondissemens de Toulouse, Membre de la Société de Médecine de la même Ville, correspondant de la Société de Médecine-Pratique de Montpellier, et du Comité central de Vaccine de Paris, etc.

SECONDE ÉDITION.

A TOULOUSE,

CHEZ
L'Auteur, rue Saint-Remezi, n° 17;
La veuve TISLET, Imprimeur-Libraire, rue Boulbonne;
F. VIEUSSEUX, Imprimeur-Libraire, rue Saint-Rome; n° 46;
SENAC, Libraire, place Rouaix, n° 10.

1823.

AVANT-PROPOS.

Depuis plusieurs siècles le genre humain était en proie aux ravages de la petite vérole. Cette peste domestique , parcourant successivement les villes et les campagnes , répandait partout sur son passage, le deuil et la désolation. Au premier bruit de son approche, l'alarme et l'effroi se répandaient dans tous les cœurs ; chacun tremblait pour lui-même ou pour ce qu'il avait de plus cher. Vainement ont eût cherché à l'éviter ; dès qu'un pays en était infesté, il n'y avait de sûreté nulle part ; et, comme d'ailleurs on savait qu'elle était à peu près inévitable et d'autant plus terrible qu'on en était attaqué dans un âge plus avancé , on n'avait à prendre d'autre parti, que d'attendre ses fâcheux résultats. Quelquefois il est vrai, on espérait lui arracher quelques victimes, en lui opposant l'inoculation variolense : à défaut de cette précaution elle enlevait tous les ans, le huitième de la population, et mutilait ou défigurait une partie du reste. Grâces aux bienfaits inestimables de la vaccine , nous jouissions depuis près d'un quart de siècle , d'une sécurité profonde. Après tant d'expériences, qui lui assurent incontestablement une propriété préservative contre la petite vérole, un père de famille, qui avait soumis ses enfans à l'inoculation nouvelle, ne craignait plus de se les voir enlevés par ce fléau. Si quelquefois il lui arrivait d'apprendre que la petite vérole s'était manifestée dans son voisinage, et qu'elle avait fait des victimes, toujours tranquille pour les siens, il se contentait de plaindre le sort de ces malheureux, et d'accuser la négligence des familles auxquelles ils avaient appartenus. En général, on était si peu tenté de révoquer en doute les bienfaits de la vaccine, qu'on voyait toutes les classes de la société se soumettre à l'inoculation nouvelle, avec un empressement qui donnait tout lieu d'espérer que bientôt le germe de la petite vérole, serait à jamais éteint parmi nous. Sans doute ces espérances subsistent encore, et se réaliseront un jour; mais nous ne pouvons assez déplorer, que dans nos contrées, il se trouve certains cantons où l'on voit encore aujourd'hui se reproduire les scènes désolantes dont nous étions les témoins avant la découverte de la vaccine. L'incurie de plusieurs vaccinateurs, a dans plusieurs endroits, ouvert la porte à la contagion. Le peuple voit avec un étonnement mêlé de terreur, ceux qui avaient été soumis à la vaccination

devenir les malheureuses victimes de la petite
vérole, dont on les croyait affranchis. Comme
il est bien éloigné de soupçonner les véritables causes de ces événemens déplorables,
il ne manque pas d'attribuer à la vaccine
la faute des vaccinateurs ; aussi voit-on la
confiance qu'il avait en elle , diminuer tous
les jours, et il est déjà certaines communes,
où on ne la regarde plus que comme une belle
chimère. Dans les endroits, où l'on n'est pas
encore devenu tout-à-fait incrédule , on est
atteint d'une indifférence qui infailliblement,
si on n'y porte remède, aura les plus fâcheux
résultats. Aux doutes qu'on élève sur la faculté
préservative de la vaccine , se joignent plusieurs
autres préjugés tous également sinistres; et,
comme rien ne s'accrédite plus facilement parmi
le peuple , que ce qui l'effraie , il est à craindre
que ces préjugés , venant à se répandre avec
rapidité , ne causent partout les mêmes ravages.
C'est pour opposer une digue à ce torrent qui
menace de déborder , que j'essaie de mettre
sous les yeux du public, des raisons palpables
qui lui apprendront combien peu de considé-
rations méritent les vains préjugés dont il s'est
laissé aveugler. Certain que ces préjugés , pour
la plupart , ont leur source dans le peu de
soin que l'on met à acquérir les connaissances
nécessaires pour pratiquer avec succès , une

opération regardée peut-être comme trop facile, je désire que l'on puisse en peu d'instans, acquérir dans cet opuscule, tout ce qui est capable de réveiller le zèle des vaccinateurs et assurer les fruits de leurs travaux. Au reste je ne prétends point m'approprier le mérite de l'invention, ni faire un vain étalage de science; je n'ambitionne que d'être utile. L'occasion ne saurait être plus favorable. Tout le monde connaît les mesures pleines de sagesse, que M. le Préfet, vient naguère de prendre, pour que la vaccine soit propagée sur tous les points de son département. Puisse cette brochure assurer le succès des vues bienfaisantes de ce magistrat, et dessiller entièrement les yeux du peuple.

RÉFUTATION

DE

QUELQUES PRÉJUGÉS

Qui se sont répandus contre la Vaccine , et Moyens de pratiquer la vaccination avec succès.

~~~~~~~~~~~~~~~~~

SI j'avais à faire l'apologie de la vaccine , je pourrais dire que , pressentie par le grand Boerhaave (1) , elle ne fut reçue en Angleterre , où , comme on le sait, elle fut découverte par le célèbre Jenner, qu'après que des expériences mille fois réitérées et toujours heureuses , eurent montré jusqu'à l'évidence , qu'elle était un préservatif infaillible contre la petite vérole ; que M. le duc de Larochefoucault-Liancourt , à qui le premier nous avons été redevables des bienfaits de cette découverte, ne se décida à la faire connaître en France, d'où la tempête révolutionnaire l'avait forcé de se bannir , qu'après s'être bien assuré qu'en travaillant à rendre sa patrie participante du bienfait de la vaccine , il acquerrait un titre imprescriptible à notre reconnaissance. L'enthousiasme que la France fit éclater à l'occasion de cette découverte, bien loin de rendre les hommes de l'art plus faciles et moins circonspects , ne servit au contraire qu'à les faire redoubler de soins , de zèle et d'exacti-

(1) Aph. 1391.

tude , pour s'assurer s'il fallait réellement accorder
à la vaccine , la propriété qu'on lui attribuait. Plus
on se promettait d'avantages de la vaccine , plus on
crut devoir user de critique , je dirai presque de
rigueur envers elle. Comme il n'y eut jamais en médecine de découverte qui offrît des résultats aussi heureux
pour le bien de l'humanité , nulle aussi n'a été
soumise à des examens plus sévères , ni exposée à
plus de contradictions. Car , s'il est vrai qu'en général
il y eut sur tous les points du royaume , une foule
innombrable de médecins qui , après beaucoup d'expériences , préconisèrent la vaccine , il y en eut aussi
beaucoup qui formèrent d'abord une forte opposi-
tion ; mais enfin , vaincus par l'expérience , ils ont
abjuré leur erreur , et , en se rangeant au sentiment
commun , ils ont rendu à la vaccine l'hommage le
plus éclatant et le moins équivoque. Enfin je pourrais
ajouter qu'aujourd'hui la vaccine est si généralement reçue parmi les gens de l'art et dans les autres
classes éclairées de la société , qu'on ne saurait citer
un homme instruit, qui en révoque en doute les bienfaits; que les gouvernemens ont pris des mesures , afin
de la propager , et que , pratiquée dans les quatre parties du monde , elle excite partout les mêmes sentimens
de reconnaissance. Tout homme qui raisonne, verrait
évidemment qu'une masse aussi imposante de lumières
et d'autorités , ne peut laisser le moindre doute
sur la propriété préservative de la vaccine et sur
son innocuité. Ce serait en effet une étrange témérité
d'oser seul se déclarer contre le sentiment presque
unanime de tous les hommes. Mais il s'en faudrait

peut-être de beaucoup que les personnes pour qui j'écris, fussent disposées à admettre ces mêmes conséquences. Pour les convaincre il faut nécessairement entrer dans le détail de leurs erreurs. C'est par l'examen de chacun de leurs préjugés, et en leur démontrant successivement, combien peu ils sont fondés, que j'espère les réconcilier avec la vaccine, et par là les mettre à couvert des ravages inévitables de la petite vérole.

Une des premières causes qui éloignent le peuple de la pratique de la vaccine, est le préjugé où il est, que la petite vérole est une maladie innée et nécessaire pour opérer une prétendue dépuration d'humeurs. Mais s'il était vrai que cette maladie fût innée, elle existerait donc depuis qu'il existe des hommes, et par conséquent, elle aurait été connue d'Hippocrate, de Galien et des autres médecins célèbres de la Grèce et de Rome. Cependant quelque ostensibles, quelque meurtriers même que soient les traits qui caractérisent la petite vérole, leurs écrits ne nous permettent pas de soupçonner qu'ils en aient eu la moindre connaissance ; il n'y a pas un mot dans leurs ouvrages, qui ait rapport à cette maladie. On sait pourtant avec quel soin ils ont tracé le tableau des maladies de leur temps. Leurs ouvrages dictés par la vérité et l'exactitude, sont devenus l'école où les médecins qui ont succédé à cette époque si glorieuse de l'art de guérir, ont travaillé à se former au talent si nécessaire et si rare de l'observation. Si ces médecins n'ont pas parlé de la petite vérole, il est donc évident qu'elle n'existait pas.

2

Ce n'est qu'au huitième siècle, que cette maladie
s'est manifestée dans quelques contrées de l'Europe ;
et on n'en trouve les premières descriptions que
dans les ouvrages des médecins de ce temps-là.
Avicène et Rhazés, médecins arabes, ont été les
premiers qui en ont donné des tableaux exacts. Se
distinguant par une propriété éminemment contagieuse, cette maladie eut bientôt envahi toutes les
parties de l'ancien monde, alors privé de police sani-
taire, et plongé dans les ténèbres de l'ignorance
et de la barbarie. L'espèce humaine fut ainsi con-
damnée à devenir la proie inévitable d'un ennemi
terrible qui la décimait au moins tous les ans. S'il est
donc prouvé par le silence de tous les médecins qui ont vécu avant le huitième siècle, que
les hommes n'étaient point sujets aux atteintes de
la petite vérole ; s'il est vrai que de nos jours,
on trouve, au rapport de quelques voyageurs, certains pays où elle n'a pas encore paru, qui croira
que nous en puisons le germe dans le sein ma-
ternel, et qu'elle contribue à rendre notre santé
plus florissante ? Nous ne voyons en effet nulle
part que les hommes dans ces temps reculés, eussent
une constitution moins forte que ceux qui vécu-
rent après le huitième siècle. Tout ce qu'on peut
conclure de cette espèce de nécessité où nous
étions tous, avant la découverte de la vaccine,
d'essuyer la petite vérole, c'est que nous naissons
réellement avec une disposition prochaine à la
contracter ; mais toujours est-il vrai qu'on n'y est
sujet, que de la même façon qu'on est exposé aux

autres maladies contagieuses, avec la seule diffé-rence que peu de personnes échappent à ses attein-tes; ce qui prouve seulement que de toutes les maladies elle est la plus contagieuse.

Au reste, le préjugé que je combats, porte sur une supposition qui est absolument fausse. S'il était vrai que la dépuration procurée par la petite vérole, fût nécessaire ou utile à notre santé, les résultats en devraient être plus ou moins heureux, suivant que la dépuration serait plus ou moins abondante : or c'est précisément ce qui n'est pas. S'il est un individu qui soit atteint d'une petite vérole orageuse, qui se fasse remarquer par des symptômes graves, chez qui la fièvre soit violente, l'éruption abondante et généralement répandue, c'est celui-là précisément chez lequel, malgré l'espoir d'une *heureuse dépura-tion*, on observe le plus souvent des maux d'yeux incurables, des épiphoras éternels, des tumeurs strumeuses, des croûtes teigneuses et dartreuses et une foule d'autres infirmités qui lui font souvent regretter une mort qu'il avait vue de si près, pendant le cours d'une maladie meurtrière, qu'on voudrait maintenant faire passer pour nécessaire et bienfaisante. Au contraire dans un individu chez qui la petite vérole se manifeste d'une manière bénigne, avec les symptômes les plus légers ; lorsque l'éruption presque nulle, et par conséquent la *dépuration* peu abondante, ont eu lieu sans trouble et sans efforts ; l'expérience fait voir que c'est celui dont la vie est la moins com-promise pour le présent, et dont la santé offre le plus d'assurance pour l'avenir. J'espère que cette

2*

observation, qui est à la portée de tout le monde , et que chacun peut vérifier journellement, donnera lieu à des réflexions salutaires.

Ici je crois entendre quelqu'un de mes lecteurs se récrier hautement contre mon exposé, et m'opposant fait à fait, répéter avec confiance l'objection si souvent renouvellée , que les maladies parmi les enfans sont beaucoup plus communes depuis la vaccine ; mais à moins de vouloir s'aveugler , il est facile de se convaincre combien cette objection est peu sensée. Les calculs les plus exacts ont démontré que la petite vérole moissonnait tous les ans , le huitième de la population ; par conséquent la vaccine , en nous mettant à l'abri de ce terrible fléau , conserve à peu près tous les ans la huitième partie de l'espèce humaine , et , par une suite nécessaire, la huitième partie des enfans. Or , comme la vaccine en préservant de la petite vérole , ne préserve pas généralement des autres maladies , il s'ensuit évidemment que le huitième des enfans arrachés à ce fléau , augmente le nombre de ceux qui sont sujets à diverses affections morbides : cela est simplement une affaire de calcul ; il n'y a pas d'autre finesse.

Mais , quand il serait vrai comme il est faux , que la vaccine est cause que les enfans sont plus exposés de nos jours aux maladies , qu'ils ne l'étaient autrefois , avant de la rejeter , il faudrait encore prouver que le nombre des individus qui périssent par ces maladies , est égal ou supérieur à celui que la vaccine conserve. Or , bien loin

qu'on le puisse, l'accroissement rapide de la population dans les divers états, prouve tout au contraire,
que le nombre de ceux qui sont conservés, surpasse
de beaucoup celui des enfans qui sont emportés par
les diverses maladies. Cette réponse est sans réplique.

Je vais encore plus loin, et, après avoir établi
par des faits notoires, que la vaccine en mettant
à couvert de la petite vérole, n'entraîne après elle
aucune suite fâcheuse, j'avance, sans crainte d'être
démenti, qu'agissant de la même manière que les
autres moyens que la médecine emploie pour opérer
une excitation salutaire, et changer la manière
d'être des individus, elle peut dans certains cas
porter une modification favorable dans leur état
maladif. La théorie des excitans proclamée d'abord
par le célèbre professeur de Leyde, confirmée depuis
et mise dans un plus grand jour par l'ancienne
société de médecine de Paris, a autorisé dans l'espèce
qui nous occupe, quelques praticiens à en faire
l'application contre certaines maladies chroniques.
Pour se convaincre de la vérité de ces faits, et
des heureux résultats de cette doctrine, on n'a
qu'à lire les rapports lumineux que le comité central
de vaccine de Paris, publie tous les ans par l'organe de son secrétaire-général, M. le docteur Husson.

Cependant, malgré cette prérogative qu'on ne
peut contester à l'inoculation vaccinale, il serait
peut-être hasardé d'établir que cette méthode puisse
et doive dans tous les cas, faire disparaître des
maladies qui par leur nature, présentent un tel
caractère d'opiniâtreté, qu'on les voit résister aux

médications les mieux appropriées et les plus sage-
ment ordonnées. Sans prétendre donc faire de la
vaccine un remède universel, ne cherchons en elle
que sa propriété distinctive ; mais aussi, convaincus
par des faits éclatans, n'allons plus croire que ceux
qui ont été vaccinés, sont plus exposés aux maladies,
que ceux qui ont éprouvé la petite vérole.

La crainte de communiquer aux enfans vaccinés, les maladies dont pourrait être atteint l'individu sur lequel on puise le virus vaccin, est
encore une des causes puissantes qui éloignent le
peuple de la vaccination ; mais ces craintes n'exis-
tent que pour ceux qui ignorent les propriétés
de ce virus. Il est reconnu et les médecins n'ont
sur ce sujet, qu'un même sentiment, que cet
accident ne peut jamais avoir lieu. Les anciens
inoculateurs nous avaient déjà appris que la variole
ne s'alliait à aucun autre virus. L'analogie fit croire
aux partisans de la nouvelle méthode, qu'il pourrait
bien en être de même de la vaccine : leurs espérances
n'ont pas été trompées.

De nombreuses expériences ont été faites à ce
sujet par plusieurs médecins recommandables par
leurs lumières et leur véracité, et surtout par le
comité central de Paris, qui jamais n'a laissé échap-
per la moindre circonstance propre à établir les
propriétés de la nouvelle méthode. On a pris du
virus vaccin sur des teigneux, des dartreux, des
galeux, des scrofuleux, etc., etc., et jamais l'inoculation de ce virus n'a communiqué ces diverses
maladies. C'est ainsi qu'on est parvenu à établir

ce principe rassurant que le virus vaccin est un, et qu'il n'a aucune affinité avec les virus malfaisans qui pourraient se trouver dans l'individu chez lequel on le puise, et qu'ainsi on ne doit craindre dans aucun cas que l'inoculation du premier entraîne avec elle l'inoculation de ces derniers. Le défaut de combinaison du virus vaccin avec les autres diathèses contagieuses, existe également avec la variole. La marche uniforme que suivent ces deux éruptions sur le même individu dans quelques circonstances, en établit la preuve. Des faits aussi authentiques et auxquels je ne suis pas demeuré étranger (1), sont propres à dissiper toute crainte et à faire recourir franchement à une méthode qui non-seulement ne peut dans aucun cas être nuisible, mais qui est un préservatif infaillible contre la variole.

C'est ici le lieu de détruire les bruits populaires qu'on se plaît à répandre avec tant de complaisance, et la fausse accusation qu'on fait à la vaccine, de n'être point un préservatif assuré de la maladie contagieuse.

Tous les genres d'épreuves ont été mis en usage pour constater ce point important, et les résultats n'ont jamais donné lieu au moindre doute. On a vu les vaccinés résister constamment à l'inoculation de la petite vérole, à la cohabitation soutenue avec des variolés parmi lesquels il en est qui ont péri par l'effet de cette cruelle maladie (2), et enfin à

_____

(1) Voyez mon rapport fait à M. le Préfet du département de l'Ariége. Page 23. Toulouse, 1804.

(2) S'il était nécessaire de présenter de nouveaux exemples,

l'influence des épidémies varioleuses qui se sont plus ou moins souvent reproduites. Les observations qu'on a faites à cet égard, sont en si grand nombre et si authentiques, qu'il est impossible de citer une découverte en médecine, en faveur de laquelle on ait procédé avec autant d'ordre, de méthode, de critique et d'impartialité. C'est aussi à l'authenticité de ces observations que la vaccine est redevable d'avoir été en peu de temps reçue et préconisée par ceux-là même, qui d'abord l'avaient combattue avec le plus de chaleur. Ce n'est aussi que depuis que la faculté préservative attribuée à la vaccine, est devenue l'enseignement commun de toutes les écoles, que tous les gouvernemens de l'Europe ont pris avec empressement des mesures pour la propager, que les monarques soumettent les membres de leur famille à l'inoculation vaccinale (1), et qu'encore aujourd'hui les administrations rivalisent de zèle avec les médecins, pour assurer au peuple, contre le fléau de la variole, un préservatif infaillible auquel il est sur le point de renoncer, ou dont au moins il semble se défier.

je pourrais dire que dans ce moment même que la petite vérole règne d'une manière vraiment pernicieuse dans Toulouse et aux environs, on est fréquemment témoin que des familles nombreuses réfractaires à la vaccine, éprouvent la maladie contagieuse; tandis que ceux qui ont eu le bon esprit de l'adopter, en sont à l'abri, quoiqu'ils communiquent avec les pestiférés varioleux. De pareils exemples sont très-multipliés.

(1) On se rappelle que notre auguste Souverain y a fait soumettre Son Altesse Royale Monseigneur le duc de Bordeaux, et Son Altesse Mademoiselle.

Il ne faut pas cependant se dissimuler que quelques apparences ont pu donner le change et justifier, en quelque manière, les doutes qu'on a vu s'établir sur la vertu préservative de la vaccine ; je veux parler de quelques éruptions anomales ou essentielles qui sont survenues à des vaccinés. Celles que les pathologistes appellent *varicelle*, *petite vérole volante*, *fausse variole*, *vérolette*, comme ayant quelque analogie avec la petite vérole, est celle qui a le plus induit en erreur ; mais un examen approfondi a dissipé toutes les craintes.

On divise cette maladie éruptive en deux espèces ou deux variétés : on nomme la première *pustule de poulet*, elle se distingue par de petits boutons peu élevés et contenant une liqueur limpide ; la seconde, qu'on appelle *pustule de cochon*, offre des boutons infiniment plus gros, plus remplis et contenant une liqueur plus épaisse. C'est cette dernière variété qui se trouve avoir le plus de rapport avec la variole. L'espèce de similitude qu'il y a entre ces deux affections exhenthématiques, en ayant imposé à quelques médecins, il n'est pas étonnant que le peuple ait cru qu'il était réellement possible qu'un individu, après avoir été soumis avec succès à l'inoculation de la vaccine, fût encore atteint de la petite vérole. Telle est encore la source de cette indifférence pour la vaccine, qui se répand dans les diverses classes de la société, et qui a déjà fait tant de victimes !

Cette erreur, pardonnable au peuple, a lieu de nous étonner quand on la voit soutenue par des personnes de l'art. Quoique les diagnostiques de ces deux

3

maladies soit quelquefois difficile au rapport de Gan=
doger, Valentin et autres, il est néanmoins constant
qu'avec un peu d'attention , on apperçoit quelques
circonstances qui peuvent servir à juger sainement
de l'une et de l'autre , et à se préserver d'une
méprise funeste. Je n'entreprendrai pas d'indiquer
les fausses opinions , dont le monde médical est
rempli , je me bornerai à en citer quelques-unes ;
j'emprunte la première au célèbre auteur de la
Nosographie philosophique , qui date d'un temps où
la vaccine n'existait point (1).

« Le président d'Héricourt avait été inoculé avec
« succès par Tronchin. Vingt-deux ans après , il
« fut atteint d'une éruption qu'on regarda généra-
« lement comme la variole. D'Arcet inocula de cette
« matière à deux enfans; l'insertion n'eut aucun
« effet : mais ces mêmes enfans ayant été réinoculés
« avec de la matière variolique , cinq semaines
« après cette époque , ils eurent la petite vérole
« bien caractérisée et aussi régulière qu'elle l'est
« ordinairement par l'inoculation. »

Je prendrai les faits suivans parmi un certain nombre d'autres que je trouve consignés dans mes notes.

En 1809 la petite vérole sévissait d'une manière
violente dans plusieurs communes du Canton de
Revel, arrondissement de Villefranche , où je résidais
alors. Afin d'arrêter la marche meurtrière de cette
épidémie, M. Barrau , alors sous-préfet , m'invita
à y répandre gratuitement les secours de la vaccination. Je me fis un devoir de me rendre à son invi-

(1) Voyez cet ouvrage, tom. 2 , pag. 47.

tation , et il en résulta que dans l'espace de quelques
jours , cinq cent trente individus furent arrachés
à la meurtrière influence de cette terrible maladie.
Mais bientôt on publia qu'une de mes vaccinées
était attaquée d'une variole violente qui compro-
mettait ses jours. C'était une fille du hameau de la
Lande , commune de Saint-Félix , nommée Marie
Durand , âgée de six ans. C'est le 15 juillet de la
même année , que les bruits qui couraient à cet égard ,
parvinrent jusqu'à moi. Je n'hésitai pas à me rendre
auprès de la malade que je trouvai en effet, dans
un état de vive souffrance, et couverte d'une éruption
considérable ; mais comme cette maladie n'était qu'au
quatrième jour de son invasion , et que les nombreux
boutons qu'elle avait , ne contenaient qu'une humeur
limpide , j'annonçai que cette éruption était la
varicelle. M'apercevant que ce jugement ne con-
vainquait pas les parens et beaucoup d'autres individus , je résolus d'en inoculer la matière à un enfant
qui n'avait eu ni la petite vérole , ni la vaccine.
En conséquence , le lendemain je pris avec moi le
petit Stève de la métairie de Lembigne, et, en présence
de beaucoup de personnes , et du docteur Pech
qui partageait l'opinion que j'avais à combattre ,
j'inoculai ce petit enfant , âgé de deux ans , par
trois piqûres à chaque bras , avec la matière fournie
par la prétendue variole. Cette inoculation que je
suivis et observai avec ce médecin , pendant trente
jours , n'offrit que des effets négatifs. La malade
entra en convalescence le neuvième jour , la dessiccation ayant commencé le sixième. J'observerai que

3*

le petit enfant , qui me servit pour cette expérience ,
fut vacciné deux mois après , et que la vaccine réussit
parfaitement.

Pendant l'épidémie de petite vérole qui régna à
Toulouse , en 1818 et 1819 , celle précisément qui
fournit à M. le Maire , l'occasion d'établir quatre
bureaux de vaccination gratuite , dont je fus chargé ,
quelques enfans furent atteints de la *petite vérole
volante.* Une demoiselle de l'âge de dix ans entre
autres , éprouva cette maladie dans le courant du
mois de septembre 1818 , avec des symptômes
violemment prononcés. Quoiqu'elle eût été vaccinée ,
et que son vaccin eût servi utilement à d'autres
individus , on n'en crut pas moins qu'elle avait la
petite vérole. Le médecin qui lui donnait ses soins ,
avait la même opinion. Ayant été réuni à lui , pour
examiner cette malade , je fus à même de décider
qu'il n'y avait à traiter qu'une varicelle. Je portai
ce jugement , malgré sa forte confluence , m'étant
aperçu que les caractères qu'elle présentait , étaient
étrangers à ceux de la petite vérole. Le jour que
je la vis était le quatrième de l'invasion , trois
jours après , la dessiccation était complette sur tous
les points; et trois jours plus tard , la malade était
guérie. Le médecin qui était chargé du traitement
de cette maladie , d'ailleurs très-instruit , me déclara
qu'il était convaincu de sa méprise.

La société de médecine de Toulouse , toujours
jalouse d'assurer les succès de la vaccine , informée
plusieurs fois que des enfans vaccinés avaient la
petite vérole , s'est empressée de vérifier les faits ;

mais soit en 1818, soit encore tout récemment, elle s'est convaincue par les rapports de MM. les docteurs Duffourc, Duclos, Ducasse, Tarbès, etc., que les petites véroles prétendues n'étaient que des varicelles.

Pour remédier autant que possible, aux mauvais effets de la confusion qui règne dans les esprits ; afin de fixer irrévocablement les vaccinateurs sur ce point, et par là les mettre à même d'apprécier les caractères distinctifs de ces deux maladies, je vais donner le tableau comparatif des signes auxquels on peut connaître la petite vérole, et ceux par lesquels on reconnaît l'existence de la varicelle. Celui que fournit M. le docteur Bérard, dans son *Essai sur les anomalies de la variole et de la varicelle*, me paraissant devoir atteindre le but que je me propose, je vais le transcrire littéralement. Je choisis ce tableau avec d'autant plus de plaisir, qu'aux caractères que fournit ce médecin instruit, il y joint ceux qui nous ont été transmis par les savans qui ont traité cette matière, tels que MM. Odier de Genève, Valentin, Pinel, etc., etc. Je regrette que le cadre rétréci de cet opuscule m'empêche de faire connaître en même temps les réflexions lumineuses que M. Bérard ajoute à chaque article, pour désigner les nombreuses variétés qu'offrent quelquefois ces deux éruptions. Je pense que les principaux traits du tableau, fourni par cet estimable docteur de Montpellier, suffiront pour asseoir un jugement sain, et pour se prémunir contre les suggestions défavorables à l'adoption du précieux préservatif de la petite vérole.

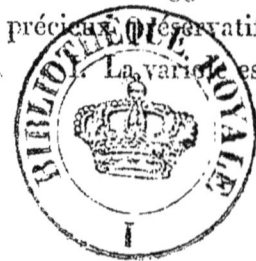

La variole est précédée d'une fièvre intense

avec lassitude , malaise , frissons , assoupissement ,
etc. —— Rien de semblable dans la varicelle ; la
fièvre commence ordinairement sans frisson , ou avec
un frisson très-léger, à peine sensible , et qui est suivi
d'une chaleur peu considérable. Dans la variole ,
la fièvre dure trois , quatre jours ; —— dans la
varicelle, elle n'a lieu que douze , vingt-quatre heures;
elle se prolonge tout au plus jusques au troisième jour.

« II. Dans la variole , l'éruption commence sur
la face et s'établit successivement sur les autres
parties ; —— dans la varicelle , éruption brusque et
générale de boutons , qui commencent indifférem-
ment par telle ou telle partie , et notamment par les
membres ou sur la poitrine.

« III. Les boutons varioleux sont coniques ; dépri-
més sur leur hauteur et enfoncés dans leur centre. —— Les boutons de la varicelle sont plutôt
sphériques que lenticulaires , plus larges à leur
corps qu'à leur base , et ils n'ont ni dépression ni
godet (Valentin , Pinel).

« IV. Les boutons de la varicelle sont plus gros
que ceux de la variole (Odier).

Dans la variole très-discrète , les boutons sont
souvent très-gros ; tandis que dans l'espèce de
varicelle , que les Anglais nomment *chicken pox*
(pustule de poulet), les boutons sont petits.

« V. Le bouton variolique se forme et grossit peu
à peu ; il ne se remplit de sérosité, que vers le
quatrième ou cinquième jour. —— Le bouton de la
varicelle a une marche plus rapide ; dès le second
jour de l'éruption , il se manifeste, au sommet des

boutons , une petite vésicule remplie d'une sérosité limpide.

« VI. La variole est marquée par une fièvre de suppuration. — La varicelle n'en a point.

« VII. La variole suppure. — La varicelle ne suppure pas.

« VIII. La dessiccation de la petite vérole ne commence que le neuvième jour. — Elle a lieu, dans la varicelle , au plus tard, le cinquième après l'éruption (Odier).

« IX. Les boutons de variole donnent de véritables croûtes en se desséchant ; et laissent souvent des cicatrices. — Ceux de la varicelle se vident , s'affaissent ou se crèvent , et tombent en écailles ; on voit , à leur suite , une trace peu profonde , qui s'efface rapidement.

« X. La variole présente une marche régulière , continue , progressive dans ses diverses périodes d'éruption , de suppuration et de dessiccation. — La varicelle, au contraire, est irrégulière dans sa marche brusque et précipitée ; elle revient souvent sur ses pas , ce qui n'arrive jamais dans la variole : elle va par sauts et par bonds ; la fièvre d'éruption , peut revenir vers la dessiccation des premiers boutons , et donner naissance à une nouvelle poussée ; de telle sorte que la fièvre d'éruption , les boutons naissans , suppurans ou desséchés , tout cela peut avoir lieu en même temps. C'est pour exprimer cette marche anomale , que M. Seguy avait proposé de donner à la varicelle la dénomination bizarre de *hydro-syntripériodique*.

« XI. Le virus de la variole est susceptible de développer la contagion par l'inoculation. — Le virus de la varicelle ne l'est pas.

« XII. La variole est préservative d'elle-même. — La varicelle n'empêche pas d'avoir la variole inoculée ou spontanée, ainsi que de présenter les effets ordinaires de la vaccine ; ce caractère n'aurait d'exception que dans les cas rares de récidive de variole.

« XIII. La variole est une maladie dangereuse, souvent mortelle. — La varicelle est une maladie si légère et si douce, qu'à proprement parler, elle ne mérite pas ce nom. »

Diverses causes qu'on met souvent en action lorsqu'on pratique la nouvelle inoculation, comme l'usage d'instrumens oxidés, l'emploi du fluide vaccin parvenu à l'état purulent, un défaut dans la manière de le préparer lorsqu'il a été déposé dans des verres, l'usage d'instrumens mal aiguisés ; enfin tout ce qui peut produire une irritation mécanique, contribue évidemment au développement d'une fausse vaccine. Cette éruption bâtarde, dépouillée de la vertu préservative, qui n'appartient qu'à la vaccine légitime, a été une des causes principales qui ont fait douter de l'efficacité de ce préservatif. En effet, des observations exactement recueillies, établissent, à n'en pouvoir douter, que des individus, après avoir été soumis à l'inoculation vaccinale, ont eu une petite vérole bien caractérisée. Mais la trompeuse sécurité, où bien des personnes avaient été engagées par la fausse vaccine, prouve moins contre l'efficacité de la vraie, que contre l'ignorance ou le peu de zèle du vaccina-

teur qui , content quelquefois d'un succès apparent,
ne s'est pas appliqué à bien démêler les caractères
de la vraie vaccine.

On est obligé de convenir que beaucoup de personnes qui pratiquent la vaccination , tant parmi les
gens de l'art , que parmi ceux qui y sont étrangers,
commettent des fautes graves par le peu de soin
qu'elles mettent à s'instruire de tout ce qui concerne
cette petite , mais importante opération. Il n'est pas
sans exemple de voir des vaccinateurs , propager
dans plusieurs communes la fausse vaccine , en
croyant répandre la vraie , et vouer ainsi des
populations entières aux ravages de la petite vérole,
contre laquelle cependant , on avait cru déjà s'être
prémuni. Certes, de tels événemens sont bien capables
de faire naître , je ne dis pas de la défiance , mais
même de l'aversion pour l'inoculation nouvelle.

Quelques personnes se plaisent à penser et à dire
que la différence que nous établissons entre la vraie
et la fausse vaccine , est une ruse de guerre , et
que nous trouvons fort commode de rejeter sur un
être chimérique , les vices qui sont attachés à la
vaccine. Cette assertion serait offensante si elle n'était
absurde. Après ce qui a été publié par le comité
de vaccine de Paris , et par tous les vaccinateurs
qui ont écrit sur cette matière , il est impossible
de douter de la dégénération du virus vaccin ;
dégénération que les Décarro , les Odier , les
Husson , les Colon et les Monjenot, avaient d'ailleurs signalée dès l'aurore de la vaccine. Moins
pour achever de confondre nos adversaires , que

4

pour prévenir des méprises graves qui pourraient compromettre l'existence d'une infinité d'individus, je crois qu'il ne sera pas inutile de donner ici le tableau comparatif de la vraie et de la fausse vaccine. La nécessité d'un tableau a été sentie par le comité central de Paris, et par plusieurs médecins qui tous en ont tracé de si parfaitement ressemblans, qu'il me semble impossible de confondre les caractères qui distinguent l'une et l'autre vaccine, quand on a eu le soin de les consulter avec quelque attention. Aussi après le cours des vaccinations que je pratiquai en 1804, dans l'arrondissement de Saint-Girons, me fis-je un devoir de le consigner dans le rapport imprimé que j'adressai au Préfet de l'Ariége (1). Pour mettre mes lecteurs à même de sentir l'utilité de mes observations, je vais transcrire ce tableau en entier.

COMPARAISON

DE LA VRAIE AVEC LA FAUSSE VACCINE.

La vraie vaccine ne se manifeste ordinairement que du troisième au quatrième jour de l'insertion. Cet intervalle constitue la période d'inertie.

La fausse vaccine se manifeste souvent le jour de l'insertion, et au plus tard le lendemain ou le surlendemain.

(1) Mon voyage dans cette contrée, donna lieu à quinze cents vaccinations qui furent pratiquées dans plusieurs communes où l'inoculation varioleuse n'avait jamais pu être introduite.

A cette époque, il paraît sur l'endroit de l'insertion une petite rugosité en forme de nœud. Sur la fin du quatrième jour, on voit un petit bouton entouré d'une légère rougeur semblable à celle qui résulte d'une piqûre de puce, et alors commence la période d'inflammation.

La rugosité ne s'aperçoit pas du tout ; c'est un bouton qui s'élève rapidement.

Au sixième jour, le bouton dégénère en petite vésicule, toujours circonscrite par la rougeur qui est plus considérable. Cette vésicule affecte une figure orbiculaire aplatie, avec un enfoncement dans le centre.

Ici, la pustule est pointue, et affecte une figure irrégulière sans être circonscrite.

Le septième jour, la vésicule augmente ainsi que la rougeur qui l'entoure ; c'est alors que commence la période improprement dite de supuration, laquelle dure jusqu'au dixième jour.

Dans ce cas, la rougeur est moins forte et moins étendue ; les symptômes ont moins d'intensité, quoique le développement en soit plus prompt ; car, le cinquième ou le sixième jour, la dessiccation commence à se faire.

Pendant cette époque, la vésicule blanchit et le tout forme une tumeur appelée vaccinale, qui est accompagnée de fièvre, de douleurs axillaires,

4*

symptômes qui ne durent guère que vingt-quatre
heures, lorsqu'ils ont lieu (1).

Jamais la fausse vaccine n'est accompagnée des
mêmes symptômes que la vraie.

Si on perce alors la vésicule, la matière qui y
est contenue, claire et limpide, sort difficilement
et peu à peu.

La pustule est jaune ; en la perçant, elle ne
présente aucune résistance, et l'humeur qui y est
contenue, s'y trouve souvent purulente et sort de
suite.

Le onzième, douzième et treizième jour, la vésicule présente une légère croûte brune ; la rougeur
diminue. Les jours qui suivent, la croûte s'épaissit
et noircit du centre à sa circonférence, de manière
que vers le vingt-deuxième ou vingt-quatrième, il
ne paraît qu'un enfoncement semblable à celui qui
résulte de la chute d'un bouton varioleux.

Le dixième jour, le bouton a disparu, sans que
la chute de la croûte laisse d'enfoncement.

Il faut remarquer que la vraie vaccine s'écarte
quelquefois de cette marche qui est cependant la
plus ordinaire. Chez certains individus faibles, et

(1) La vraie vaccine, pour conserver la propriété préservative,
doit être constamment accompagnée plus ou moins sensible-
ment, de ce mouvement et de ce trouble général de toute
l'économie : ce qui se comprend très-facilement.

dans les temps froids (1), l'éruption est retardée, en
sorte qu'elle ne se manifeste que du cinquième au
dixième jour, de celui-ci au quinzième et quelquefois au vingtième. Deux exemples m'ont même
prouvé que l'éruption de la vaccine pouvait être
retardée jusqu'au vingt - quatrième. Quoique ces
anomalies soient rares, il sera bon de les avoir
signalées, en observant toutefois que, du moment
que l'éruption a commencé, la marche subséquente
varie bien faiblement. Quoiqu'il en soit, lorsqu'on
sera bien fixé sur ces circonstances, et surtout
sur les signes qui font reconnaître ces deux éruptions, on ne s'exposera plus à des méprises qui
compromettent étrangement la réputation d'une méthode vraiment préservative. On y contribuera effi-
cacement si, à ces connaissances qui sont de rigueur
pour toute personne qui se livre à la pratique de
la vaccination, on joint la précaution d'examiner
attentivement huit jours après, les personnes qui
ont été vaccinées. Cette attention est nécessaire
pour s'assurer du succès de l'opération, et pour
constater si elle offre tous les phénomènes qui
constituent une vaccine légitime. Cette précaution
a paru au reste si importante, que M. le Préfet,
dans son arrêté, en impose l'obligation aux gens
de l'art qu'il a investis de sa confiance, pour pratiquer des vaccinations gratuites dans les divers
cantons de son département. Je dois dire ici que

---

(1) Ni le froid, ni le temps pluvieux, ni aucune circonstance, excepté le cas d'une maladie avec fièvre, ne peuvent
être un motif d'ajourner la vaccination.

c'est en observant religieusement ce précepte dicté
par une prudence éclairée, que j'ai assuré l'existence d'une vraie vaccine, sur sept mille quatre
cents et quelques individus que j'ai soumis à la
vaccination, comme le constatent les états authentiques que j'ai fournis aux autorités compétentes.
Aussi est-il assuré que tous mes vaccinés, pris dans
tous les âges, dans tous les sexes et dans toutes
les conditions, ont été exempts de la variole. En
agissant ainsi, on est assuré des bons résultats qu'on
est en droit d'attendre de la pratique de la vaccine, et de prévenir les préjugés qu'on oppose à la
propagation d'une méthode qui ne devrait plus ren-
contrer de contradicteurs.

Quelque intérêt qu'offre mon sujet, je craindrais
de fatiguer mes lecteurs, si je leur citais un fait qui
s'est reproduit dans plusieurs pays. Pourra-t-on croire
qu'il se soit trouvé, même parmi les gens de l'art,
des hommes assez ignorans pour confondre la petite
vérole avec la vaccine. J'ai cependant vu deux fois
l'une inoculée pour l'autre. Si jamais de pareils
exemples venaient à se reproduire, chacun devrait
se faire un devoir de signaler de tels hommes à
l'autorité, qui ne manquerait pas de les frapper
d'un interdit trop mérité.

La dégénération du virus vaccin n'est pas toujours la seule cause qui engendre la fausse vaccine ;
la manière défectueuse, dont certaines personnes la
pratiquent, y contribue aussi beaucoup. On ne
trouvera pas hors de propos que j'entre dans
quelques détails à cet égard.

L'inoculation vaccinale se pratique en employant
du virus pris sur un individu précédemment vacciné,
et sur lequel l'opération aurait réussi, ou bien en
employant ce même virus qu'on aurait conservé.

Dans le premier cas, cette opération est facile
et n'exige certainement pas un effort d'esprit ; voici
comment on y procède. Lorsque la vaccine est parvenue au septième ou au huitième jour de son
insertion, en supposant toutefois qu'elle ait suivi
sa marche ordinaire, on perce légèrement avec la
lancette un bouton ou vésicule ; puis on trempe la
pointe de cet instrument par ses deux faces, dans
les petites goutelettes de liqueur limpide qui s'en
échappent (1). Ce préalable rempli, on embrasse
avec la main gauche, le bras de l'individu qui doit
être vacciné, de manière à tendre la peau de la
partie supérieure et externe, lieu où doivent être
pratiquées les insertions. La pointe de la lancette
munie de virus vaccin, doit être portée horizontalement sous l'épiderme, à la profondeur d'environ
une ligne et demie. Cela fait, on abandonne la ten-
sion de la peau du bras, et portant aussitôt le pouce de
la main gauche sur la piqûre, on la presse avec assez
de force, et on retire en même temps l'instrument.
De cette manière, le virus demeure déposé entre
les parties qui lui correspondent. L'omission de cette
précaution, qui met la matière inoculée à même
d'être absorbée, a souvent fait manquer l'opération.
On peut employer tout autre instrument piquant,

(1) Si la matière est louche, elle produit presque toujours une
fausse vaccine, ou bien elle demeure sans effet.

et notamment l'aiguille à coudre. M. le docteur
Tarbès a préconisé ce moyen ; mais, malgré la
facilité qu'on a à l'employer, les chirurgiens préfèrent
en général, se servir de la lancette, vu que cet instrument leur est plus familier. De quelle manière
qu'on procède ; on pratique deux ou trois piqûres
sur chaque bras, en laissant une intervalle d'un
pouce environ, à moins qu'on ne veuille produire
une irritation et un mouvement plus fort dans une
vue médicatrice ; alors, non-seulement on rapproche
les insertions, mais encore on les multiplie.

Comme on est dans une impossibilité absolue
d'avoir toujours du virus vaccin en activité, il faut
nécessairement avoir recours pour le conserver, à
des moyens qui, quoique en grand nombre, peuvent se réduire à quatre principaux. C'est surtout dans l'emploi qu'on en fait, que se rencon-
trent les obstacles qui s'opposent le plus au succès
de la vaccine ; c'est là que les médecins échouent
assez généralement. Je me suis convaincu très-souvent de ce que j'avance ; par les nombreux envois
que j'ai faits, surtout depuis trois ans, qu'avec l'agré-
ment de l'autorité, j'ai chez moi un dépôt gratuit
pour la conservation du virus vaccin (1).

Pour mettre les personnes qui se livrent à la
pratique de la vaccination, à même de surmonter ces

(1) Je profite de cette occasion pour prévenir les personnes
de l'art et autres, que je continue d'expédier gratuitement,
du virus vaccin à tous ceux qui m'en demandent, avec le
même empressement et avec la même exactitude, que je l'ai
toujours fait.

difficultés, je vais essayer de décrire les quatre moyens conservateurs du virus vaccin, qu'on met le plus ordinairement en usage. Comme la manière d'inoculer ce virus, varie suivant les divers moyens qu'on emploie pour le conserver, j'ajouterai à la description que je vais donner de chacun de ces moyens, le procédé qu'il faut suivre dans chaque manière d'inoculer.

PREMIER MOYEN.

Les fils sont un des premiers moyens qu'on a employé pour conserver le virus vaccin, ainsi que pour en faire des envois. On y procède en trempant quelques brins de fil un peu fin, dans la matière d'une vésicule vaccinale, qu'on a précédemment ouverte sur plusieurs points de sa surface. On met ensuite ces fils imbibés de matière, entre deux plaques de verre (1), qu'on lute ensemble avec de la cire à bougie.

L'inoculation vaccinale dans ce cas, quoique très-précieuse dans beaucoup de circonstances, est une de celles qu'on n'emploie guère aujourd'hui ; mais, si on juge à propos de la mettre en pratique, voici comment il faut procéder. Lorsqu'un individu est prêt à être opéré, on prend un fil imbibé de vaccin, qu'on coupe en des morceaux de la longueur de deux lignes, et on fait avec une lancette ou un bistouri, une très-légère incision de trois lignes, en intéressant seulement l'épiderme : après cela on écarte les lèvres de la petite plaie, où on introduit enfin un morceau

(1) La grandeur ordinaire de ces plaques, est d'un pouce quarré.

de fil que l'on assure avec du taffetas gommé, ou
tout autre emplastique qu'on aura l'attention de
laisser en place trois ou quatre jours. On multiplie
ces insertions deux fois à chaque bras, et, pour
prévenir l'inflammation que le fil desséché pourrait
produire par son action mécanique, on doit le
mouiller avant d'en faire l'application.

SECOND MOYEN.

On prend un morceau de verre de la même di-
mension que dans le cas précédent, qu'on applique
plusieurs fois dans son centre, sur le bouton ouvert;
on en fait de même d'un second, et on a l'attention de les mettre l'un sur l'autre par les faces ainsi
chargées de virus. Ces verres ainsi disposés on les lute
avec de la cire ordinaire, pour empêcher le contact de
l'air, et on les enveloppe dans du papier. Ce moyen est
celui qu'on emploie le plus généralement pour faire des
envois. Lorsqu'on veut se servir du virus vaccin conservé par ce mode, on délute les verres, et avec le plat
de la pointe de la lancette, légèrement mouillée, on
délaie la matière jusqu'à consistance huileuse, et on
s'empresse de l'insérer de la même manière que de
bras à bras. La plupart des vaccinateurs qui se
servent de ce moyen, manquent leur objet en délayant
le virus avec trop d'eau ; en agissant ainsi ils affai-
blissent son action communicative, et s'exposent par
conséquent, presque toujours, à ne pas réussir.
Comme je l'ai déjà dit, il ne faut absolument que
mouiller la lancette et y revenir à chaque insertion; parce que la matière se trouvant frappée par

l'air atmosphérique se sèche presque aussitôt. Je
dois également faire observer en faveur de plusieurs
chirurgiens ou médecins des campagnes , qui m'ont
renvoyé des verres , ne les croyant pas munis de
vaccin, que cette matière y est très-peu sensible,
et qu'elle ne s'y manifeste qu'en forme de nuage ;
mais avec un peu d'attention on l'y reconnaîtra
toujours.

TROISIÈME MOYEN.

Les croûtes vaccines tiennent le premier rang
parmi les moyens que l'art possède pour conserver
le virus vaccin , malgré que certains praticiens
paraissent être étrangers à ce procédé. Quoiqu'il
en soit, de nombreuses expériences établissent que
cette méthode de conservation , offre le plus de
chances favorables à reproduire le préservatif salutaire.
Le chirurgien Labouisse est le premier en France
qui a consacré ce point important de pratique vaccinale. C'est dans le mois de juin 1803 , qu'il
commença ses expériences , dont les résultats favorables ont encouragé plusieurs praticiens distingués
à les renouveller. Le comité central de vaccine de
Paris, n'est point resté étranger à ce genre d'épreuve,
et parmi nos compatriotes , on peut citer honorable-
ment MM. les docteurs Tarbès et Rigal. C'est dans un
mémoire publié à Toulouse , en 1809 , que le premier
fait connaître la bonté de cette méthode, et le
second , qui exerce à Gaillac (*Tarn*) , la con-
sacre par ces expressions consignées dans un rapport
en date du 26 novembre 1810.

5*

« La propriété de la croûte pour reproduire la
« vaccine , dit-il , est pour nous une vérité si
« démontrée , que, forts de notre propre expérience ,
« nous ne balançons pas de la mettre au-dessus de
« tous les moyens connus. »

L'heureux concours qui s'est formé à cet égard ,
établit d'une manière invincible , que les croûtes
vaccines conservent plusieurs mois et même des
années entières , la propriété reproductive. Pour ma
part , comme beaucoup d'autres praticiens , j'en ai
fait réussir qui étaient recueillies depuis deux ans.

La manière de les recueillir et de les conserver
étant très-simple , ajoute encore à la bonté de ce
moyen. Lorsque la vaccine est parvenue à l'état
de dessiccation parfaite , ce qui arrive du vingtième
au vingt-cinquième jour , on détache avec l'ongle
les croûtes qui quelquefois tombent d'elles-mêmes ,
et on les enveloppe dans du papier que l'on renferme dans un étui ou dans un flacon. Ce flacon
doit être bouché , et tenu dans un lieu sec et à
l'abri de la lumière.

Il faut pourtant remarquer que toutes les croûtes
indistinctement ne sont pas bonnes. Les conditions
essentielles qu'elles doivent réunir , sont établies par
M. Daleth , chirurgien à Nantes (1) , et se trouvent
confirmées par les nombreux médecins qui ont pris
part à ce genre d'expérience.

« 1° Que les croûtes qu'on veut employer pro-
« viennent de boutons vaccins qui aient régulière-
« ment parcouru toutes les périodes.

_____

(1) Voyez le sixième numéro du bulletin sur la vaccine.

« 2° Que , tombées d'elles-mêmes ou enlevées du
« dix-huitième au vingt-cinquième jour de la vac-
« cination , elles conservent la forme du bouton ,
« qu'elles aient une couleur brune , cornée , et
« qu'elles soient légèrement transparentes.

« 3° Que les boutons auxquels elles succèdent,
« n'aient été ni piqués , ni déchirés , ni écrasés.

« 4° Que les croûtes soient enveloppées dans du
« papier , et conservées dans un étui , ou une boîte,
« ou une petite bouteille de verre bouchée. »

On emploie les croûtes vaccines de différentes
manières ; mais comme il en est deux surtout qui
ont paru offrir des succès plus étendus , je me bornerai
à les faire connaître , d'autant plus que ce sont les
deux procédés que j'ai constamment mis en usage,
et qui m'ont le plus réussi.

Le premier consiste à convertir la croûte en une
poudre très-fine , en se servant d'une petite molette ,
ou de tout autre corps poli, qui agisse sur un plan
dur et uni , tel que du marbre ou du cristal. La
croûte ainsi pulvérisée , on la mouille avec quelques
gouttes d'eau commune , et on la délaie jusqu'à
ce qu'elle acquière la consistance de sirop. Cela
fait , on l'inocule comme à l'ordinaire , en ayant
cependant le soin de porter l'instrument un peu plus
profondément , et de recouvrir la petite plaie avec
de l'humeur vaccinale.

Le second procédé se pratique en insérant la
poudre de croûte vaccine, sans être humectée, dans
une légère écorchure recouverte ensuite avec un
peu de taffetas gommé. On laisse cet emplastique

en place jusqu'au quatrième jour , époque à laquelle l'éruption vaccinale commence à se manifester : on peut en inférer favorablement, si l'endroit excorié s'offre humide et avec un ou plusieurs points blancs ou rouges.

Aux caractères que j'ai indiqués d'après M. Daleth, pour qu'une croûte soit propre à reproduire la vaccine , il faut y joindre la circonstance qu'elle casse net et qu'elle se mette facilement en poudre. Il faut également faire remarquer qu'il a paru que toutes les parties des croûtes, ne contiennent point la vertu reproductive. D'après le plus grand nombre d'observations qui ont été faites à cet égard, on préfère en général la partie centrale. Mais de quelque manière qu'on agisse , il faut avoir la précaution d'enlever l'espèce d'épiderme qui recouvre la croûte. Cette précaution est nécessaire pour réussir l'opération , remarque qui n'a pas échappé au comité central , ainsi qu'à une infinité de vaccinateurs éclairés.

QUATRIÈME MOYEN.

Le quatrième mode de conservation , consiste à se servir de tubes capillaires. C'est de ce moyen que se sert principalement le comité central de vaccine de Paris, pour les envois qu'il fait non-seulement en France, mais encore dans les quatre parties du monde. Comme tout ce que je pourrais dire, n'égalerait point ce qu'a publié cette compagnie savante , sur cette matière , dans son troisième bulletin sur la vaccine, je vais me borner à copier cet article qui renferme toutes les instructions

nécessaires pour recueillir , conserver et employer
le virus vaccin.

MANIÈRE D'EMPLOYER LES TUBES.

On pique , dans toute sa surface , le bouton vaccin
dont on veut recueillir la matière , à l'instant où
l'aréole commence à paraître. Quand il s'est formé
une goutte de liquide sur le bouton , on approche
horizontalement le tube par son extrémité la plus
effilée , en ayant soin que ses deux bouts soient
ouverts , et qu'il n'y ait, dans sa capacité , aucun
corps étranger. Quand la goutte de liquide a été
absorbée par le tube , on le retire , et on ne le
rapproche du bouton , que lorsqu'une nouvelle goutte
est formée. Il faut toujours appliquer sur la goutte-
lette l'extrémité du tube , par laquelle on a commencé à le remplir ; sans cette précaution , il est
impossible de le remplir en totalité.

Il arrive très-souvent que l'absorption cesse , parce
que le fluide se concrète dans l'extrémité des tubes ;
il faut alors en casser une demi ligne ou plus ,
et en extraire , en serrant entre le premier doigt
et l'index , la matière qui , en se concrétant , a
pris une consistance filamenteuse. On recommence
la même opération , si le tube ne se remplit pas.
Quand il n'y a plus qu'une ligne de tube à remplir
on le ferme de la manière suivante.

On retourne le tube entre les doigts ; on serre
fortement entre le pouce et l'index , l'extrémité par
laquelle il a été rempli, sans cependant la casser ;
on présente l'extrémité où il manque une ligne de

liquide, à la base d'une lumière, et, en baissant le poignet aussitôt que le verre est fondu (ce que l'on voit dès qu'il est rouge), on le retire, et l'on présente au même foyer l'autre extrémité que l'on soude de même.

MANIÈRE DE CONSERVER LE FLUIDE VACCIN

DANS LES TUBES.

Pour conserver le fluide intact, on place ces tubes sur une assiette ou une soucoupe, et on les recouvre d'une éponge légèrement imbibée d'eau, en ayant soin de tenir l'assiette ou la soucoupe, à l'abri de la chaleur et de la lumière. En observant ces précautions, le virus se conserve dans l'état de fluidité propre à en assurer le succès.

MANIÈRE D'EXTRAIRE LE VIRUS DES TUBES,

ET DE L'EMPLOYER.

On casse les deux extrémités du tube ; on adapte l'une d'elles dans un tube à souffler, ou dans un tuyau de paille très-mince ; l'autre extrémité est appliquée sur une lame de verre ; on souffle très-doucement dans cette paille ou dans le tube à souffler, de manière qu'on ne vide pas entièrement le tube à vaccin, et qu'il y reste, au contraire, environ une ligne de matière. Cette précaution est indispensable, car il serait possible que l'air insoufflé décomposât le vaccin.

Quand la matière est descendue sur la lame de verre, on l'y reprend avec l'aiguille cannelée, ou avec la lancette , et on l'inocule comme si l'on opérait de bras à bras.

Quant au vaccin qu'on veut envoyer ou transporter , on use du moyen dont se sert avec succès , le comité central de la société de vaccine. Ce moyen, consiste à introduire le tube , chargé et fermé de la manière indiquée ci-dessus , dans un tuyau de plume , au fond duquel on a fait entrer de la sciure de bois bien sèche , ou du son. On recouvre le tube avec la même matière , et on scelle le tuyau de plume avec de la cire à cacheter. Par là on prévient la fracture du tube qui arrive toujours entier à sa destination. Lorsqu'on veut faire sortir le tube du tuyau de plume , on enlève, avec précaution , la cire qui en ferme l'ouverture , et on secoue légèrement pour ne pas briser le tube.

C'est en ayant l'attention de mettre en usage ces divers moyens qu'on s'assurera d'avoir constamment du virus vaccin à sa disposition ; avantage infiniment précieux, au moment surtout, où quelque épidémie de petite vérole se manifeste (1). C'est encore avec cette précaution que les vaccinateurs nommés par M. le Préfet , répondront aux dispositions sages que ce magistrat a consignées dans le paragraphe XI de l'arrêté qu'il vient de rendre , concernant la propagation de la vaccine.

Je termine ici les réflexions que je me suis permis

(1) Quelques vaccinateurs pensent que dans ces circonstances , il faut s'abstenir de pratiquer des vaccinations. On doit au contraire pendant l'épidémie s'empresser de mettre en usage le seul moyen qui peut arrêter ses ravages.

de communiquer au public. Les praticiens éclairés ne trouveront rien dans cet opuscule, qui puisse agrandir leur connaissances. Aussi, ai-je moins eu l'intention de travailler pour eux, que pour certaines personnes qui, souvent étrangères à l'art de guérir, ne laissent pas de pratiquer la vaccination (1). On a pu voir que cette opération simple sous quelques rapports, exige cependant certaines connaissances, si on désire la faire avec succès.

Mon intention a été également de triompher, par des raisons évidentes, des obstacles que des gens prévenus et peu éclairés, opposent encore à la propagation de la vaccine. Mais, bien convaincu de l'insuffisance de mes efforts, je sollicite l'attention des personnes qui par leur caractère, leurs fonctions, leurs talens et leur mérite, exercent une influence sur l'esprit du peuple. Je la sollicite, et de MM. les ecclésiastiques, et des divers fonctionnaires publics, et de cette foule de personnes qui part l'éclat de leurs vertus et l'étendue de leurs bienfaits, inspirent le respect à leurs concitoyens, et font l'ornement et le bonheur des communes. M. le Préfet, en adoptant des mesures qui donnent de si belles espérances de propagation générale, vient de donner un exemple de son zèle. Ce zèle, n'en doutons

(1) Quoique à certains égards le zèle de ces personnes mérite des éloges, je ne puis néanmoins me défendre de témoigner ici, le désir que l'autorité ne permît la pratique de la vaccination qu'aux médecins et aux chirurgiens. Eux seuls possèdent en effet, les connaissances nécessaires pour établir les caractères d'une bonne vaccine.

pas·, sera secondé par les efforts du comité de vaccine établi, par ses soins, dans cette ville. J'ai pour garant de ce que j'avance, l'amour du bien public, les connaissances profondes et les qualités personnelles qui caractérisent chacun des membres de cette société. Espérons de voir adopter parmi nous ces mesures sages et énergiques qui produisent un si grand bien dans plusieurs de nos principales villes, telles que Lyon, Nantes, Bordeaux, Marseille, etc., etc. Espérons aussi que les gouvernemens rendront enfin obligatoire l'usage de la vaccine. Quoiqu'il en soit, j'augure favorablement du concours qui s'établira. Les efforts des gens de bien, le dévouement bien prononcé des gens de l'art, et la philanthropique sollicitude du comité central de vaccine de Paris, étendront partout les bienfaits irrécusables de la nouvelle méthode d'inoculer, et obtiendront enfin l'extinction de la petite vérole. Ainsi le germe de ce terrible fléau, sera étouffé, et il en sera de lui, comme de la lèpre et de la peste, dont nos climats sont depuis long-temps délivrés.

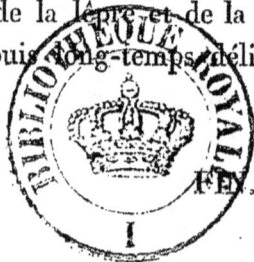

A TOULOUSE,

De l'Imprimerie de veuve TISLET, rue Boulbonne.